儿童青少年
近视防控丛书
—学校篇—

毕宏生◎主编

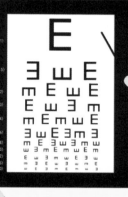

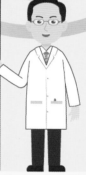

U0231757

人民卫生出版社
·北京·

图书在版编目（CIP）数据

儿童青少年近视防控丛书. 学校篇 / 毕宏生主编
. —北京：人民卫生出版社，2021.6
ISBN 978-7-117-31662-0

Ⅰ.①儿⋯　Ⅱ.①毕⋯　Ⅲ.①儿童—近视—防治—中国 ②青少年—近视—防治—中国　Ⅳ.①R778.1

中国版本图书馆CIP数据核字（2021）第099942号

| 人卫智网 | www.ipmph.com | 医学教育、学术、考试、健康，购书智慧智能综合服务平台 |
| 人卫官网 | www.pmph.com | 人卫官方资讯发布平台 |

儿童青少年近视防控丛书：学校篇
Ertong Qingshaonian Jinshi Fangkong Congshu：
Xuexiaopian

主　　编：毕宏生
出版发行：人民卫生出版社（中继线 010-59780011）
地　　址：北京市朝阳区潘家园南里 19 号
邮　　编：100021
E - mail：pmph @ pmph.com
购书热线：010-59787592　010-59787584　010-65264830
印　　刷：北京顶佳世纪印刷有限公司
经　　销：新华书店
开　　本：889×1194　1/32　印张：2
字　　数：35 千字
版　　次：2021 年 6 月第 1 版
印　　次：2021 年 9 月第 1 次印刷
标准书号：ISBN 978-7-117-31662-0
定　　价：28.00 元

打击盗版举报电话：010-59787491　E-mail：WQ @ pmph.com
质量问题联系电话：010-59787234　E-mail：zhiliang @ pmph.com

丛书编委会

顾　　问　　姚　克　王宁利　孙兴怀
　　　　　　瞿　佳　许　迅　吕　帆
　　　　　　魏文斌　马　军　陶芳标
　　　　　　周行涛　樊泽民　李筱翠
主　　编　　毕宏生
副 主 编　　王兴荣　孙志毅　吴建峰　孙　伟
　　　　　　吕太亮　宋继科　胡媛媛
编　　委　　（以姓氏笔画为序）
　　　　　　丁美华　王艺蓉　卢秀珍
　　　　　　刘正峰　刘冬梅　曲　毅
　　　　　　吴　慧　李丽丽　赵海强
　　　　　　温　莹　解孝锋　潘雪梅
指导单位　　教育部体育卫生与艺术教育司
　　　　　　国家卫生健康委员会疾病预防控制局
监制单位　　山东省教育厅
　　　　　　山东省卫生健康委员会
编制单位　　山东省儿童青少年健康与近视防控研究院
　　　　　　山东省青少年视力低下防治中心
　　　　　　山东中医药大学附属眼科医院

近视是指光线经过眼的屈光系统折射之后在视网膜前聚焦，是导致远视力下降的眼病，是环境和遗传因素共同作用的结果，不良用眼环境和行为习惯是其发病的主要原因。世界卫生组织调查结果显示，2020 年全球近视人口比例已达 34.0%。我国的情况更加严峻，据国家卫生健康委员会统计，2018 年全国儿童青少年近视率已达 53.6%，且呈现低龄化、高发和增长速度加快的严峻趋势。近视不仅会影响孩子们的学习和生活，而且一旦发展为高度近视，发生继发性青光眼、视网膜脱离等致盲性眼病的可能性就会大大增加，严重危害身心健康。儿童青少年近视已成为我国乃至全球的重大公共卫生问题，引起了社会各界的广泛关注。习近平总书记对儿童青少年视力健康工作作出重要指示，强调"全社会都要行动起来，共同呵护好孩子的眼睛，让他们拥有一个光明的未来"。

儿童青少年近视是与多因素相关、多基因遗传、不可逆转的眼视光疾病，应当采用"以防为主，防控结合"的指导方针，由政府主导，专家指导，医-教-防三方协同，学校、医疗卫生机构、家长和学生等多方共同参与防控。本套丛书专为政府主管部门、学校、医疗卫生机构、家长和学生等近视防控工作的关键参与方而编写，共分为《政务管理篇》《医疗卫生篇》《家长篇》《学校篇》和《儿童青少年篇》。

《政务管理篇》主要收录了国家和地方各级主管部门下发的关于近视防控工作的相关文件和方案（书中保留原文件内容），旨在让社会各界更系统、全面地了解我国的相关政策方针，为有力推进儿童青少年近视防控工作提供指导和支持。

《儿童青少年篇》《学校篇》和《家长篇》分别针对学生、学校工作人员和家长，通过简明易懂的文字和图片将晦涩的专业术语和理论通俗化、形象化、科普化，力求使非专业人士也能够轻松掌握儿童青少年近视防控的相关知识。

《医疗卫生篇》主要阐述了国内外儿童青少年近视研究新进展和临床诊疗技术规范，指导专业技术人员和校医规范开展近视防控工作。

加强科普宣传教育是近视防控工作的关键一环，是提升学生卫生健康素养的重要途径，也是促进学校卫生工作的基础性工程。只有家庭、学校、社会等各方真正理解近视防控的重要性，充分了解爱眼护眼知识，帮助孩子们形成良好的用眼行为习惯，才能发挥近视防控措施的最大效果，保障孩子们的身心健康和综合素质全面发展，这也是健康教育最深远的目标。

　　本书的编写和出版得到了教育部、国家卫生健康委员会、人民卫生出版社、多位著名眼科与视光学专家的悉心指导和大力支持，在此深表感谢！由于编写时间紧张、编写人员经验和水平有限，内容可能存在一定的不足之处，恳请各位读者和同仁多提宝贵意见和建议。希望本书的出版，能够促进我国儿童青少年近视防控工作的开展，为"实施健康中国战略"贡献力量。

毕宏生

2021 年 5 月

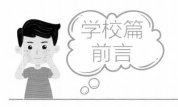

学校篇
前言

　　学校是教书育人的主要场所，由于人才竞争日趋激烈，提升学生的学习成绩已成为学校的重要任务。在孩子们接受良好教育、成绩不断提高的同时，用眼健康逐渐成为边缘话题，导致近年来我国中小学生近视率不断攀升。基于现代科学认识，儿童青少年近视的高发主要是不良的用眼行为和环境导致的，因此保持良好的用眼习惯、创造健康的用眼环境就显得至关重要。

　　本书较为详尽地讲解了儿童青少年眼球发育与屈光不正、近视的基本概念、近视的发生发展规律、视光学检查技术、近视的矫正和预防控制方法等知识；还特别结合儿童青少年屈光不正和近视的实例，讲述了屈光不正和近视的矫治过程。希望通过本书科普化的讲述，将儿童青少年近视防控知识传递给参与学校教育和学生保健工作的管理人员、教师和校园医生，加强学校对学生眼健康的重视程度，掌握科学、规范的儿童青少年近视防控方法，提高学校眼健康的服务水平，加强对学校卫生工作的管理，使学校成为防控儿童青少年近视的第一道关口和重要屏障。期待每个孩子都拥有一双明亮的眼睛。

毕宏生

2021 年 5 月

目录

第一部分　儿童眼球发育与屈光不正

第二部分　视光学检查技术

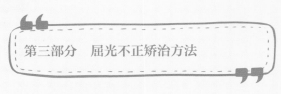

第三部分　屈光不正矫治方法

第四部分　儿童青少年视光常见病例
　　　　　　　实例分析

第一部分

儿童眼球发育与屈光不正

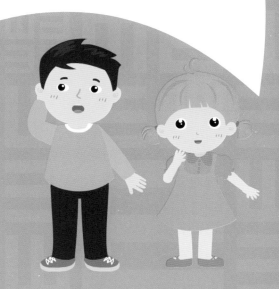

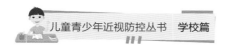

儿童视力及屈光度的发育

 不同年龄正常儿童的视力情况

孩子刚出生时，视力及眼球发育是不完善的，对光线会有反应；8个月时有追随眼前物体的能力；1岁后，具有注视、固视的能力。1~3岁的孩子视力能达到0.1~0.6，一般2岁时为0.4，可以判别物体的远近并能看清楚物体，3岁时为0.5~0.6，视觉较为敏锐，会用眼睛来引导手去接触新事物，手眼协调比较灵活，立体视觉发育已经完成。4~6岁孩子的视力已逐渐成熟，视力的清晰度有所增加，8岁时能达到1.0，基本达到成人的视力水平。

一般情况下，儿童在3岁时可以配合进行视力检查。3岁儿童正常视力参考值下限为0.5，4~5岁为0.6，6~7岁为0.7，7岁以上为0.8。如果儿童进行视力检查时发现低于相应年龄对应的最低视力，或者两眼的矫正视力相差两行或更多，那么孩子的视力可能发育不正常，应进一步进行屈光检查、眼前节检查和眼后节检查，以明确视力发育异常的原因。

眼球发育及其正视化过程

新生儿出生时多为远视眼，屈光度数大约为 +2.50D。随着年龄的增长和眼球的发育，眼球生物学各参数不断变化（如眼轴增长、角膜变平、晶状体变薄等）并协调发展，最终使远视度数逐渐减小向正视（+0.50 ~ −0.50D）发展，这一变化为眼球屈光发育的"正视化"过程。

人眼屈光状态由出生时的远视眼发育到成年后的正视眼的过程称为正视化。人在青春期之前，眼球发育会经历两个阶段：快速发育阶段和缓慢发育阶段。

1. 快速发育阶段（出生后~＜3岁）　人在3岁之前，眼轴增长较快，眼轴增加了约5毫米，远视度数明显降低。

2. 缓慢发育阶段（3~14岁）　在这一年龄段眼球生长速度变缓，屈光继续向着正视眼的方向发展。在学龄期，由于近距离用眼时间增多或户外活动较少，儿童青少年眼轴不断延长，容易发生近视。

不同年龄正常儿童生理性远视

正常儿童青少年眼球屈光度为低度远视。随着年龄的增长，眼轴长度不断延长，远视的度数会逐渐降低，到了成年逐渐形成正视眼。也就是说，眼睛的屈光度慢慢会达到远视50度和近视50度之间。

儿童这种正常的远视度数会对孩子的视力发育起到保护作用，不会引起视力的下降。一般情况下，不同年龄正常儿童生理性远视度数：3 岁儿童远视度数为 +1.75 ~ +2.00D（远视 175 ~ 200 度）；8 岁儿童远视度数 +1.25 ~ +1.50D（远视 125 ~ 150 度）；12 岁儿童远视度数为 +0.75 ~ +1.00D（远视 75 ~ 100 度）。

如果孩子在出生时远视度数过高，超过 500 度的远视，眼球发育会迟缓，将影响眼球正视化和视力的发育，引起"弱视"。也就是说如果幼儿期孩子的弱视未得到及时的治疗，远视眼不能很快恢复到正视眼的状态，成年后视力也将无法发育到正常。因此，对于视力达不到正常的孩子，应该进行"散瞳验光"检查，检查远视度数是否在正常范围内。

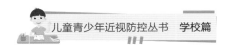 生理性远视度数过低容易形成近视

儿童应该有正常的生理性远视，眼睛和视力才能正常的发育。如果生理性远视度数过低，随着年龄的增长，远视储备降低，远视度数降低到 0 度继而向近视度数发展。也就是说生理性远视度数越低，发生近视的可能性越大。

目前，由于长时间的近距离用眼（读书、用电脑等）以及环境影响，我国儿童青少年眼球发育过快，生理性远视普遍较低，这也是我国儿童青少年近视患病率高的主要

原因。2012 年，山东中医药大学附属眼科医院对山东省 4～18 岁儿童青少年进行了视力低下流行病学调查，调查发现，正常视力的儿童青少年生理性远视较正常水平明显降低。

不同年龄视力正常的儿童青少年屈光度范围

年龄	屈光度（D）	年龄	屈光度（D）
4 岁	+1.32 ± 0.59	11 岁	+0.67 ± 0.64
5 岁	+1.33 ± 0.60	12 岁	+0.51 ± 0.63
6 岁	+1.29 ± 0.71	13 岁	+0.55 ± 0.88
7 岁	+1.12 ± 0.66	14 岁	+0.43 ± 0.79
8 岁	+0.94 ± 0.70	15 岁	+0.41 ± 0.81
9 岁	+0.81 ± 0.79	16 岁	+0.36 ± 0.73
10 岁	+0.70 ± 0.67	17 岁	+0.26 ± 0.81

儿童青少年近视发展的一般规律

在儿童眼球发育过程中，生理性远视度数是逐渐降低的。环境和不合理的用眼习惯等因素将会促进远视度数下降，加速眼球的正视化，导致近视。因此，对于正处于发育过程中的儿童来讲，即使视力正常，也应进行眼科检查，了解生理性远视度数，预测是否会有近视的发生。

研究表明，近视一旦发生，随着年龄增长和身体的发育，近视度数每年都会增长，并且发生近视的年龄越早，

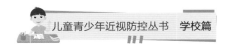

近视发展的速度会越快，特别是对于 6 岁之前发生近视的儿童。国外一项研究表明，如果儿童在 6 岁时发生近视，每年度数将平均增长 106 度；如果儿童在 10 岁时发生近视，每年度数将平均增长 65 度。然而，如果儿童近视发生的年龄为 15 岁，那么每年度数平均仅增长 36 度。所以，如果发现儿童生理性远视度数过低，要注意提前预防近视。

发育过程中眼球结构的变化

 眼轴的变化

眼轴长度就是眼球前后径的长度。

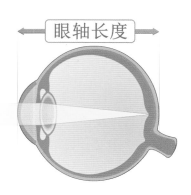

眼轴长度

新生儿刚出生时，眼轴较短，平均眼轴长度值为17毫米左右。出生后第1年，眼轴迅速增长，平均1年增长2.5~3.5毫米，1岁时眼轴长度约为20毫米。1岁之后眼轴增长速度放慢，第2年为21.5毫米，第3年为21.9毫米，3岁之后眼轴长度增长较慢。

眼球的屈光度主要与眼轴长度、角膜曲率和晶状体屈光力等眼球生物学参数有关。在其他参数不变的情况下，眼轴每增长1毫米，远视度数将降低约300度。实际上在婴幼儿眼球发育过程中，随着眼轴的增长，会出现角膜曲率变平，晶状体屈光力下降。因此，眼轴每增长1毫米，眼球屈光度会向近视方向转变小于300度。

角膜曲率的变化

角膜曲率反映的是眼角膜的弯曲度。角膜曲率越大，弯曲度越大，角膜越陡；反之角膜曲率越小，弯曲度越小，角膜越平。

新生儿刚出生时角膜较陡，角膜曲率值约为48D，在出生后1年，角膜变化很快，逐渐变平，3岁时角膜曲率由48D降到43D。1岁之后角膜曲率基本稳定。角膜的这种改变是与眼轴长度和晶状体的变化相适应的，随着眼球的发育，孩子的生理性远视度数才能缓慢下降，最终保持正视眼状态。

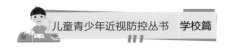

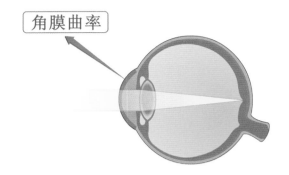

角膜曲率

　　儿童先天性散光是很多家长比较关心的问题，它的形成大部分与角膜曲率有关。在发育过程中，如果角膜在某一角度的弯曲度较大，而另一角度弯曲度较小，光线不能准确地聚焦在视网膜上，这种情况便称为散光。散光患者看东西时会较难细微地看清景物。一般情况下，散光并不会独自出现，通常都会伴有近视或远视。较大度数的散光会影响视力发育，需要孩子戴眼镜来进行矫正。

前房的变化

　　前房深度是角膜后表面到晶状体前表面的距离。

　　新生儿刚出生时，前房深度为 1.8～2.4 毫米，平均为 2.05 毫米。至青春末期前房深度一直加深，青春期平均深度为 3.25 毫米，而后逐渐变浅。正常人双眼之间前

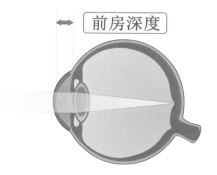

房深度差异不会超过 0.15 毫米，男孩的前房深度比女孩略深。一般来讲，近视者的前房深度比远视者深。

在眼球的发育过程中，生理性远视的变化主要与眼轴长度、角膜曲率和晶状体的厚度关系密切，前房深度对远视度数的变化影响较小。

晶状体的变化

新生儿刚出生时眼轴较短，晶状体屈光力较大。随着年龄的增长，眼轴在不断增长的同时，晶状体缓慢变薄，晶状体屈光力开始下降，眼球总的远视屈光度会有缓慢的下降。眼轴常在出生后前 3 年快速增长，其后 10 年仅增长 1 毫米，而角膜在儿童 1 岁之后趋于稳定，因此，晶状体承担了维持正视化的大部分屈光需求。出生后第 1 年眼球的屈光度急剧降低，自 90D 降至 75D。

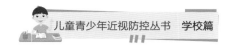

晶状体的厚度及屈光指数决定了晶状体总的屈光力。晶状体的屈光指数随着年龄增长快速下降，是晶状体屈光度改变的主要原因，随后降速减缓，在 10 岁之后又缓慢上升，屈光指数的可变性保证了眼球的正视化。

晶状体厚度随着年龄的增长逐渐变薄。儿童在 3 岁之前，晶状体变薄比较明显，可能与眼球赤道部生长引起晶状体伸展使厚度变薄有关。儿童 10 岁之后晶状体厚度和屈光力增长更加缓慢甚至趋于稳定。

儿童晶状体的屈光力与屈光状态也相关，近视儿童的晶状体比远视和正视儿童的晶状体更平，屈光力更低。

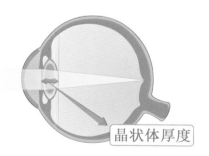

晶状体厚度

屈光度与眼球生物学参数的关系

决定眼球屈光状态最主要的三个眼球生物学参数是眼轴长度、角膜屈光力和晶状体屈光力。这三个参数同时也是决定一个眼球是否为近视以及近视度数的重要因素。而前房深度的变化对眼球的屈光度影响较小。

新生儿出生时眼轴为 17 毫米左右，3 岁时已延伸至 22 ~ 23 毫米，相当于向近视方面转化了 15D。同时随着眼球的增大，角膜变得较扁平，角膜的屈光力因前后表面曲率半径增加，从 48D 降低至 43D。晶状体的屈光力因曲率半径的增加，从 31D 降至 22D。以上 3 项参数中，眼轴的延长可使眼睛向近视方向转化，角膜和晶状体屈光力的下降使眼睛远视度数增加。因眼轴延伸的近视化作用较大，所以总的屈光度还是从远视状态逐渐变为正视状态。

影响儿童视力发育的常见眼病——屈光不正

屈光不正是影响儿童视力发育最常见的原因。屈光不正包括远视、近视和散光。

正常孩子出生后眼睛的屈光状态应该为低度远视伴有低度的散光或者没有散光。如果出生后眼球发育较短，出现远视度数大于 500 度，将会影响孩子视力的发育，引起弱视。散光大多是由于先天眼球发育异常（如角膜、晶状体异常）引起的。如果双眼散光度数超过 250 度，物体在眼球的视网膜形成模糊像导致视力较差，这时大脑将会进一步抑制模糊像，导致弱视的发生。6 岁之前出现的近视大多也是由于先天发育异常造成的，若度数较高，近视进

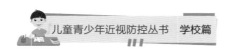

展较快，同时伴有眼部病理性改变，医学上称为病理性近视。病理性近视也是影响孩子视力发育的常见原因。6岁之前是孩子视力发育的关键期，发现影响视力的原因应及时治疗，视力是可以恢复的，因此建议孩子3岁之后，家长应带孩子常规做眼科检查。

近视

什么是近视

　　屈光状态包括远视、正视、近视等。正视眼是在调节放松的状态下，平行光线经眼屈光系统后聚焦在视网膜上，将清晰的像投射的视网膜上；近视眼是平行光线经眼屈光系统后聚焦在视网膜之前，然后将模糊的像投射到视网膜上；而远视眼是平行光线经眼屈光系统后聚焦在视网膜之后，在视网膜上呈现模糊的物像。

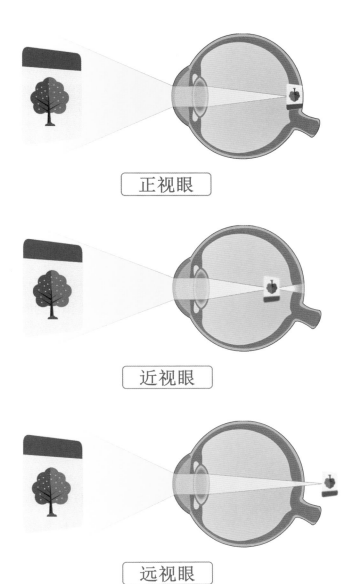

正视眼

近视眼

远视眼

正视眼、近视眼和远视眼成像图

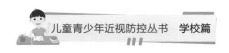 近视的分类

近视根据是否有病理变化可分为单纯性近视和病理性近视。

单纯性近视　绝大多数起自学龄期（6～7岁后），18岁之后随发育停止，度数逐渐趋于稳定。单纯性近视主要是由长时间持续近距离工作（如读书、写字、玩电脑等）和不良的用眼习惯导致的。其特点为近视力正常，远视力大多可矫正至正常。

病理性近视　是指有眼底变性（如后巩膜葡萄肿、漆裂纹、黄斑出血、视网膜脉络膜萎缩病灶和视网膜周边部变性等）的近视，可发生各种并发症（如视网膜脱离、青光眼和白内障等）和明显的视功能损害。主要特点为早年出现近视（常在6岁之前），近视屈光度进行性加深，发展快；成年后度数仍可增长，眼轴明显延长。病理性近视主要是由遗传因素决定，通常为单基因遗传，以常染色体隐性遗传为主。

根据近视程度分类，可分为 -3.00D 以内为轻度近视；-3.00～-6.00D 为中度近视；-6.00D 以上为高度近视。

什么是真性近视和假性近视，如何鉴别

近视分为真性近视和假性近视。真性近视本质上是由

于眼轴变长，导致看远处的物体成像在视网膜之前。眼轴一旦变长之后，近视度数是不可恢复的。而假性近视是由于调节痉挛，多是因为用眼疲劳，使正视眼或远视眼表现出一过性的近视现象。用睫状肌麻痹药物（散瞳药）散瞳或者休息后检查，近视消失。假性近视是一种近视现象，但本质上不是近视眼。主要是由近距离用眼过度、调节痉挛引起的暂时性屈光状态改变，在看远时产生和近视眼同样视物不清的症状。

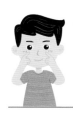

鉴别真性近视和假性近视最简单可靠的方法就是散瞳验光。散瞳验光为一种常规的检查方法。如果在应用散瞳药物后验光结果显示为没有度数或轻度远视，那么可以说这是"假性近视"；如果仍显示为近视，那就是真性近视。真性近视一旦发生，不可恢复。

对于儿童近视来讲，近视出现之后近视度数往往不断加深。近视治疗的目的不是让度数恢复，而是戴眼镜后能够看清远处，能够维持正常的学习和生活。更重要的是如果发现儿童青少年近视增长速度过快，则需要采用有效的方法（如角膜塑形镜等）来控制近视度数的发展，避免发展为高度近视。

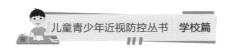

发生近视的主要因素有哪些

遗传因素　遗传学上，通过近视的家系研究结果表明，近视的发生存在着家族发病的倾向，近视患者的家庭成员，患有近视的概率明显升高，其中高度近视遗传倾向更明显。

环境因素　环境因素是指后天的，可引起近视发生的一些因素。比如长时间的持续近距离用眼、不良的读写姿势和握笔姿势、较暗的学习环境和较少的户外活动等。

连续用眼时间过长：长时间专注于阅读、写作以及使用智能手机、平板电脑，会使眼睛处于持续调节紧张状态，产生视疲劳，极易诱导近视的发生。因此，预防近视需要科学用眼。科学用眼是指阅读 30 ~ 40 分钟休息 10 分钟，休息期间应远眺使眼睛得到放松。

读写姿势和握笔姿势不良：保持正确的读写姿势和握笔姿势是预防近视的一种有效方法。正确的读写姿势要求在读书写字时，眼睛与纸面的距离应保持在一尺（约 33 厘米）左右，胸前与桌子距离应约一拳，握笔的手指与笔尖距离应为一寸（约 3 厘米）左右。

学习环境不良：学习环境不良、照明不符合要求、光线过强或太弱，也是形成近视的主要因素。孩子在晚上学习时照明环境设备要求在距离书本 2 ~ 3 米，有存在适当亮度的弥散光线（比如天花板上的日光灯），同时，在距离书本 0.5 米处再放置一盏台灯，以普通白炽灯为佳。

缺少足够的户外活动：户外活动是抑制近视发生的一个独立保护因素。在进行户外活动时，孩子的眼睛和身体接触阳光，可促使人体分泌更多的多巴胺，有效地抑制眼球增长，从而抑制近视的发生。所以儿童青少年最好每天能保证 1~2 小时的户外活动。

近视的发病机制

目前近视的发病机制有两个学说，一是形觉剥夺性近视理论，动物实验时给动物缝合眼睑后可诱导其近视眼的发生，临床上患有先天性眼病者，如上睑下垂、白内障、角膜白斑等显示有明显的近视倾向。二是离焦性近视，指强迫动物戴高度近视镜片使物体的像聚焦于视网膜后方形成远视性离焦，从而引起眼轴增长所造成的近视。远视性离焦包括中央远视性离焦和周边远视性离焦。研究发现相对于中央远视性离焦，周边远视性离焦与近视的发生和进展关系更为密切。一般认为，周边视网膜呈相对远视屈光状态者，眼球趋于长椭圆形，可能是近视发生和进展的危险因素；而周边视网膜呈相对近视屈光状态者，眼球趋于扁椭圆形，可能是近视的保护因素。

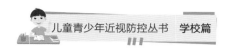

近视出现后双眼视功能的变化

近视发生后不仅影响视力，而且还会引起眼睛调节功能和双眼视功能下降。正常情况下，人眼在看近时会同时做出三个反应：瞳孔缩小、晶状体调节和双眼集合。屈光正常的人如能看清 40 厘米处的物体时，看近所付出的调节为 1/0.4=2.50D，而近视眼在看近时所付出的调节较正常眼少。因为眼睛调节和集合是联动的过程，近视眼看近时付出的调节减少会导致双眼调节性的集合减少，眼位容易出现外隐斜。外隐斜在双眼同时看时表现不出来，只要遮盖其中一只眼睛，将双眼融像打破后就可表现出来。

儿童屈光不正与弱视

弱视的概念及诊断标准

弱视是视觉发育期内由于异常视觉经验（单眼斜视、屈光参差、高度屈光不正以及形觉剥夺）引起的单眼或双眼最佳矫正视力下降，眼部无器质性病变。

诊断标准　弱视诊断时要参考不同年龄儿童正常视力下限：3岁儿童正常视力参考值下限为0.5；4~5岁为0.6；6~7岁为0.7；7岁以上为0.8。两眼最佳矫正视力相差两行或更多，较差的一眼为弱视。

如果幼儿视力不低于同龄儿童正常视力下限，双眼视力相差不足两行，没有发现引起弱视的危险因素，则不宜诊断为弱视。

弱视的分类

斜视性弱视　为单眼弱视。由于眼位偏斜后，斜视眼的黄斑中心凹接收到的物像与正位眼不同，因此斜视眼受到抑制，从而导致斜视眼最佳矫正视力下降。

屈光参差性弱视　两眼的屈光度相差较大（正球镜大于1.5D，散光大于1D）时，屈光度较高的一眼可以形成弱视。比如患者右眼屈光度为+3.00D，左眼为+6.00D，那么左眼容易形成弱视。

屈光不正性弱视　为双眼弱视。主要见于高度远视、近视或散光。一般远视度数大于5.00D、散光度数大于2.00D、近视度数大于10.00D会增加产生弱视的危险性。

形觉剥夺性弱视　在视觉关键期内由于屈光间质混浊（如先天性白内障、上睑下垂）造成该眼视力下降，单眼形觉剥夺更易形成弱视。

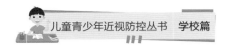

弱视的治疗

去除病因（形觉剥夺因素）　对高度屈光不正或屈光参差者需要通过配镜来矫正，可选用框架镜。如果孩子能配合，对于高度屈光不正者，硬性角膜接触镜是较好的选择。

先天性白内障、先天性完全性上睑下垂或斜视等病因者，应首先进行手术，术后再做屈光矫正。

遮盖疗法　常规遮盖治疗即遮盖视力较好的眼。一般双眼矫正视力相差超过两行以上需要对矫正视力较好的眼进行遮盖。可采用完全遮盖或部分遮盖。对屈光参差性弱视患者可采用部分遮盖，部分遮盖时间参照美国对中度及重度弱视者的多中心研究，对中度弱视患者（弱视眼矫正视力优于 0.25），从每天遮盖 2 小时开始，对重度弱视患者（弱视眼矫正视力低于或等于 0.25），从每天遮盖 6 小时开始。

压抑疗法　如果患者年龄小，不能配合遮盖，视力较好眼可采用每天阿托品散瞳或戴雾视镜的方法，使好眼在看远看近视物时比弱视眼更模糊，以促进弱视眼视力的提高。

以上 3 种方法是治疗弱视的主要方法。

弱视的训练

弱视在戴镜屈光矫正和遮盖后需要进行弱视训练辅助

治疗。常用方法：红色滤光片、光栅刺激疗法、精细目力训练、后像疗法和海丁格刷训练。

训练前需要明确弱视注视的性质，对于中心注视性弱视者，采取常规遮盖治疗联合光栅刺激辅助精细训练；对于旁中心注视性弱视者，先采取后像疗法和海丁格刷训练转变为中心注视后，再按照中心注视性弱视的训练方法进行治疗。

弱视治疗的最终目标是使在双眼获得正常视力的同时，能获得良好的双眼视功能，表现为双眼均衡的视力，从远到近任何距离具有舒适的双眼单视功能，具有正常的立体视功能和正常的融像范围。

弱视的治疗年龄很关键，越早治疗，疗效越好。对于大龄弱视患者，积极治疗也有较好的效果。研究表明大龄弱视者视皮质也存在可塑性，所以对于大于 12 岁的大龄弱视者也不能放弃治疗。

第二部分

视光学检查技术

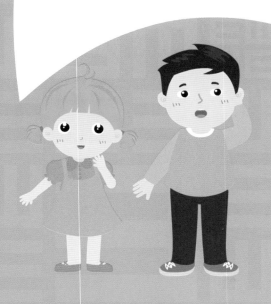

视力和验光检查

🔍 什么是视力和矫正视力

视力是指眼睛分辨物体细微结构的能力。裸眼视力是指不经过任何光学镜片矫正所具有的视力。矫正视力指通过各种光学方法（框架眼镜、角膜接触镜、准分子激光手术等）矫正后所能达到的视力。检查视力时最好使用人工照明，远视力检查在 5 米处，有的视力表检查距离为 2.5 米，近视力检查在 40 厘米处，根据视力表的设计确定检查距离。检查视力时，检查距离参考所选用的视力表，5 米和 2.5 米检查距离在临床工作中较常使用。

🔍 什么是医学验光

医学验光主要是指验光处方，使验光配镜后，发挥最大的双眼单视功能。

从医学角度来讲，配戴矫正眼镜的目的，不但要使患者看清物体，还要使之戴镜舒适，并且持续视物不会出现视疲劳的症状，即达到清晰、舒适、持久的目标。医学验光需要根据被检者的眼位、调节功能以及集合功能等检查结果，只能选一个固定度数的镜片作为眼镜的度数，验光遵循最好视力最正度数原则，即 MPMVA 原则和双眼平衡原则。比如在验光过程中，加入 –1.00D 和 –1.25D 的镜片同样都可以达到最好视力 1.2，根据最好视力最正度数原则，则选择 –1.00D 为验光的最终结果。近视者戴 –1.00D 的镜片后能在调节放松的情况下看清远处的物体。

一般验光得出的配镜处方有一定的随意性，可以得出多个不同的结果，结果往往不准确。而医学验光只能选用一个度数，作为最后的验光处方。

验光流程

验光就是检查眼睛的屈光状态。人眼的屈光状态分为近视、远视和散光等，验光可以确定人眼的屈光度数。验光又分为客观验光和主觉验光。

客观验光需要利用电脑验光仪器或检影镜测得眼睛真实的屈光状态，而主观验光是在客观验光结果的基础上利用综合验光仪验光（年龄较小不能配合者用插片验光），根据被测者主观对 E 字视力表的清晰辨认得出结果。

最后配镜处方根据主觉验光的结果、视功能的检查结果以及患者能否适应来决定。一般先进行客观验光，在客观验光的基础上进行主觉验光，最终的配镜处方参考主觉验光结果，根据试戴的情况来制定。如年龄较小不能配合视力检查或者因屈光度高主觉验光不能放松调节者，可以参考客观验光的结果给定配镜处方。配镜后既要保证患者能看清楚，又要保证能够持久舒适地用眼。

进行主觉验光时是否以看到 1.0 为标准

近视矫正的原则是取得最好视力的最正度数，即通常验光讲的 MPMVA 原则。正常情况下，人在 3 岁时眼球发育还不完全，处于远视状态，其正常的视力低限约为 0.5；刚进入学龄期时，还处于轻度远视状态，视力是 0.6 ~ 1.0。人在不同年龄阶段对应的正常视力不同，7 岁以后视力基本达到成人水平，为 1.0 以上。一般情况下，有的孩子正常视力为 1.0，但有的孩子可以为 1.2 甚至 1.5。如果验光时以矫正视力 1.0 为标准，对于大部分孩子来讲，验出的近视度数往往偏低。配戴度数偏低的眼镜往往会导致视物模糊和出现视疲劳症状，容易加快近视度数的增长。因此，在医学验光过程中使用综合验光仪检测时，要以孩子的最好视力为标准，而不是以 1.0 视力为标准。

什么是散瞳验光，儿童青少年为什么要进行散瞳验光

儿童青少年晶状体的调节功能非常强，对验光结果影响较大，所以我们用麻痹睫状肌的方法来去除晶状体调节

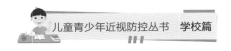

的影响，检查其真实的屈光状况，此方法称之为"散瞳验光"。这样可以排除过度调节和假性近视对屈光状态的影响从而获得准确的验光结果，判断近视的程度。

通过散瞳验光不仅可以鉴别真假性近视，而且可以确定准确的验光结果。特别对于视力下降初次检查的儿童青少年，一定要去医院进行散瞳验光。比如说一个儿童在散瞳前电脑验光为近视 300 度（-3.00D），应用散瞳药物后电脑验光结果为远视 100 度（+1.00D），说明这个孩子就是假性近视，不需要配戴眼镜。如果不进行散瞳直接验光，可能得出的验光结果为近视 300 度（-3.00D），因此会出现假性近视配戴眼镜的后果。另外，对于儿童青少年近视，如果是真性近视直接验光的话，往往验光得出的结果比实际度数偏高。儿童青少年配戴了度数较高的眼镜，将加快近视的进展或出现视疲劳的症状。因此，建议 15 岁以下的儿童青少年发现近视初次验光要进行散瞳验光。

常用的散瞳药物有哪些

快速散瞳剂（复方托吡卡胺滴眼液），起效迅速，作用可维持 6 ~ 8 小时，适合 6 ~ 16 岁的近视人群。快速散瞳药，给药方法通常为每 5 分钟点一次，一共点 3 次，最后一次点眼 30 分钟后进行电脑验光或检影验光。快速散瞳药使用后会出现看近模糊、畏光等症状，一般 6 ~ 8 小时后症状消失。

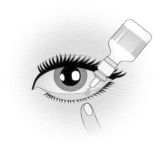

滴眼液的正确用法

由于快速散瞳剂对睫状肌的麻痹作用弱，对 6 岁以下的近视儿童和调节不稳定的假性近视者，建议使用 1% 硫酸阿托品眼膏散瞳。1% 硫酸阿托品眼膏称为慢速散瞳药，需要每天 2 ~ 3 次连用 3 ~ 5 天，然后再进行电脑验光或检影验光检查，药物作用时间一般为 3 周，3 周后瞳孔基本可以恢复正常大小。

硫酸阿托品眼膏散瞳的用法及注意事项

1% 硫酸阿托品眼膏主要适用于 6 岁以下的近视儿童和首次检查调节非常不稳定的假性近视儿童等。

用法

洗净双手，轻拉下睑将米粒大小的 1% 硫酸阿托品眼膏涂入下睑结膜囊内。滴入后需要用手指在内眼角（内眦部）压迫 2 分钟，以免药物被全身吸收出现面红、口干等反应。如发现上述反应，患儿可适当喝水，停药后症状会自然消失。

注意事项

1. 瞳孔散大后，会出现畏光、视力模糊的症状，瞳孔会在 3 周左右逐渐恢复。如畏光明显，可在阳光和强烈灯光下戴太阳眼镜。

2. 瞳孔散大后视近物模糊，尽量避免视近看书，使用电脑、手机等。

3. 极少会出现阿托品药物反应，如出现药物反应应立即停药。

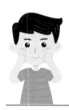

阿托品是强效的睫状肌麻痹剂，对于年龄较小的近视儿童和假性近视儿童必须使用阿托品散瞳才能取得准确的验光结果。视物模糊、畏光等现象均属正常反应，使用阿托品散瞳对儿童没有危害。

视功能检查

 视功能检查主要检查哪些指标

1. 调节功能　调节幅度、正 / 负相对调节、调节反应、调节灵敏度。

2．聚散功能　　正／负融像性集合、集合近点。

3．调节性集合量与调节量之比　　即 AC/A 比率。

4．隐斜的检查。

儿童青少年近视为什么要进行视功能检查

很多儿童青少年出现近视后，读书写字时可能会出现以下现象：注意力不集中，写作业时坐不住，学习成绩欠佳，看书时会串行，抄黑板时会丢字，做精细动作时手眼协调差，一看书就犯困，易疲劳等，这些可能与孩子的双眼视觉功能异常有关系。

另外，对于近视儿童来讲，眼睛调节功能不足可能会导致近视度数过快增长。因此，对儿童青少年进行验光检查时，除了检查度数之外，还要进行双眼视功能的检查。

调节功能检查的意义

调节功能是指看远看近眼睛变焦的能力。眼睛变焦能力好，我们才能看清楚不同距离的视标。只有在远近之间（如看黑板和看课本时）能够快速地变换焦点并维持清晰的对焦，才能进行正常的学习和阅读。通常调节功能异常会出现调节不足、调节过度、调节灵敏度下降等情况，综合验光、视功能检查时会根据正负相对调节、调节幅度和

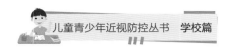

调节灵敏度等调节功能的指标作出诊断。

多数研究表明，调节功能不足或调节滞后可能与近视度数进展有关。儿童青少年长时间近距离阅读后，由于调节能力不足，会使物像的焦点处于视网膜的后方造成远视性离焦，从而使眼轴变长，近视度数增长。

双眼聚散功能检查的意义

当我们看东西时，右眼和左眼所看到的像会经视神经传导至大脑，在此合并为单一的物像。如果双眼无法对准同一点，比如存在斜视，两眼所看到的影像就不在同一对应点上。若差异太大，并且双眼融合能力较差时，大脑将无法融合成单一的影像，这就会产生重影或复视。临床上双眼协调能力异常有几种情况，如集合不足、集合过度、散开不足和散开过度等。双眼视功能异常需要根据医学验光单中调节功能和聚散功能、隐斜、AC/A 等指标作出诊断。

研究表明对于近视的儿童青少年来讲，内隐斜、高AC/A 与儿童青少年近视的发展有一定关系。在医学验光配镜选择矫正方式时，调节滞后合并内隐斜的近视人群可以选择使用渐进多焦点镜片，来控制近视的发展或解决视疲劳问题。

儿童青少年近视配镜原则和配镜指导

 ### 如何根据验光结果给出配镜的处方

近视的儿童青少年在经过客观验光、散瞳验光、主觉验光和视功能检查等一系列检查后得出的验光结果并不能作为眼镜的配镜处方。首先，戴镜以能适应为主，比如一个孩子初次检查，医学验光结果为近视 600 度（–6.00D），如果让他开始就配戴 600 度的近视眼镜很难适应，往往会出现头晕等不适症状，可能会先配戴偏低度数的眼镜，待适应后再补足度数更换镜片。另外，还会根据视功能检查（调节功能、聚散功能和眼位的情况）确定镜片处方的度数。如近视合并外隐斜者要配戴足矫度数的眼镜，近视合并内隐斜者配戴欠矫度数的眼镜。配镜度数的选择是为了满足儿童青少年戴镜后清晰、舒适、持久的用眼需求。

假性近视需要戴镜吗

假性近视　由于睫状肌痉挛，使正视眼或远视眼表现出一过性的近视现象。经散瞳药物散瞳后检查，近视消

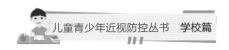

失，呈现为正视或远视，实际上眼球并没有延长。

　　真性近视　由于眼球延长导致近视度数的变化，近视度数是无法恢复的，只能通过戴镜来矫正或提高视力。

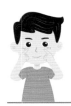

假性近视主要是由于用眼过度或视疲劳导致眼内睫状肌紧张。通过药物或者视觉训练，使肌肉得到放松，视力是可以恢复的。因此假性近视不需要配戴眼镜。

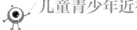 儿童青少年近视配镜度数过低好，还是过高好

　　儿童期和青少年期身体发育比较快，身体的每个器官都会发育，包括眼睛。眼球的发育是指其横径变大，眼轴变长，而眼轴变长的过程就是从远视到正视再到近视的过程。正常的眼球发育一般在 18 ~ 20 岁基本稳定，然后处于轻度的远视状态。而今，孩子的课业压力较大（上课、做作业和补习等），户外活动少，使正视化过程提前到来，在早期即发生近视。从医学上讲，目前导致近视发生的原因有两种学说，即模糊性学说和远视性离焦学说。所谓的模糊性学说是人在看远看近时，视力越差，视物越模糊，近视度数越容易增长。远视性离焦学说是光线通过人眼后，如果物像处于眼睛视网膜的后方，即远视性离焦，就

会造成眼轴的增长，引发近视。如果孩子配镜度数过低，会造成在看远时视物模糊或出现眼睛疲劳，从而造成近视度数的增长。

国外研究显示，相比于配镜全矫的近视儿童，配镜欠矫75度的儿童两年内近视度数可过快增长50度。如果孩子配镜度数过高，在看远时物像的焦点会处于眼球的后方，造成远视性离焦，引发近视。对于儿童来讲，配戴度数过高的眼镜也很难适应，往往会出现眼胀、头痛、模糊等视疲劳症状。因此，处于发育期的儿童青少年，为防止近视增长过快，一定要进行详细的医学验光，配戴度数准确的眼镜。

儿童青少年近视戴镜指导

近视是否戴镜，需要在综合屈光度数、双眼平衡、眼位、调节功能和集合功能等多种因素后作出决定。

通常近视是否戴镜要考虑两个因素：看远的视力和是否能维持正常的双眼视功能。一般来讲，近视度数为75度以下的儿童青少年，裸眼视力多在0.6以上，平时用眼对生活和学习没有太大影响，可以不戴眼镜，但是需要多注意户外活动和用眼卫生，防止度数进一步增长。

对于75度以上的近视者，往往需要戴镜，平时常戴还是只有上课、看远时配戴需要参考儿童的近视度数和视

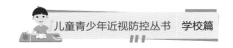

功能情况。低度近视者，在验光检查时视功能和眼位正常，并且没有散光，可以选择上课、看远时戴镜，看近、写作业时摘掉眼镜；但如果存在外隐斜，就需要看远看近经常戴镜；中高度近视者看远看近都是不清楚的，看远看近都要戴镜，通过配戴合适的眼镜能改善日常学习和生活所要的视觉质量；如果孩子散光度数高，不管近视多少度，看远看近都不清晰，需要常戴镜。

第三部分

屈光不正矫治方法

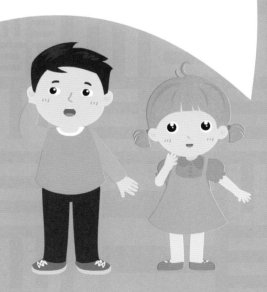

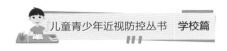

框架镜

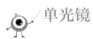 **单光镜**

用于矫正各种屈光不正。

渐变多焦点镜片

特点　渐变多焦点镜片是上方光学区用来看远，下方光学区用来看近，中间度数逐渐变化用来看中距离的一种特殊设计的镜片。分为四个区域，即上方视远区、渐变通道区、下方视近区和周边散光像差区。

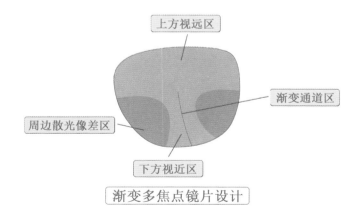

渐变多焦点镜片设计

适应证　主要适用于调节滞后伴内隐斜的近视儿童。渐变多焦点镜片可用于控制儿童青少年近视。

研究表明，伴有内隐斜近视者，近视增长速度更快，对于小部分内隐斜的近视者，配戴渐变多焦点镜片有控制近视的效果。而大多数近视的儿童青少年（约 90%）眼位表现为外隐斜，如果配戴渐变多焦点眼镜，不但没有控制近视的作用，反而会加重外隐斜状态，造成看近疲劳感更加严重。因此，儿童青少年验光后配镜要谨慎，一定要在视功能检查确定为内隐斜、调节滞后之后才可用渐变多焦点镜矫正。

周边离焦控制镜片

特点　周边离焦控制镜片是一种利用控制周边远视性离焦原理而设计的近视控制镜片，镜片外观和普通单光镜相似。

近视控制原理　近视是远距离物体的图像聚焦在视网膜的前方，导致远视力模糊。大部分儿童青少年近视是由于眼轴增长造成的，普通的单光镜片矫正的近视眼，中心部位图像投射在视网膜上，但其周边部位却投射在视网膜后方。而周边离焦控制镜片矫正的近视眼，中心部位图像投射在视网膜上，但周边部位却投射到视网膜的前方，使周边视网膜出现近视性离焦的状态，从而通过抑制眼轴的

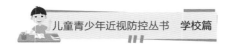
增长来控制近视的发展。

　　适应证　主要适用于近视增长过快的儿童青少年，对于病理性近视者，近视控制效果差。

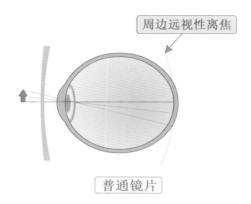

周边远视性离焦

普通镜片

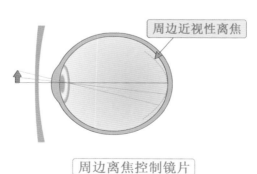

周边近视性离焦

周边离焦控制镜片

普通镜片和周边离焦控制镜片的成像区别

角膜接触镜

硬性透气性角膜接触镜

特点 硬性透气性角膜接触镜（rigid gas permeable contact lens，RGP）具有超高的透氧性、优良的光学性能，容易清洗和护理，不易产生干眼症等优点，不易发生角结膜的并发症，适合屈光不正患者长期配戴。

RGP 对于高度近视，屈光参差伴有眼部外伤、疾病或手术后等引起的角膜不规则散光者有较好的矫正效果。目前多数研究不支持 RGP 具有近视控制的作用。其缺点就是初戴时较软性角膜接触镜舒适度差，一般 1～2 周就可以适应。

角膜塑形镜

角膜塑形镜是被国际广泛认可的近视控制措施。研究表明，使用角膜塑形镜可使近视发展速度降低 40%～60%。主要适合 8 岁以上的近视儿童，特别适合年龄较小且近视增长速度较快（＞0.50D/年）的儿童。

　　特点及控制原理　角膜塑形镜是一种特殊设计的硬性角膜接触镜，其内表面由多个弧段组成。采取夜戴的方式，配戴后可通过镜片的机械压迫作用使角膜中央区暂时变平，从而使全眼的屈光力暂时下降，达到"矫正"近视的目的。角膜具有弹性，停戴后会恢复到戴镜前状态。因此，角膜塑形镜有两个作用：①近视患者白天不戴镜即可拥有较好的裸眼视力。②长期配戴后可以有效控制近视度数的进展。

　　其控制原理为青少年近视患者配戴后，使周边视网膜出现近视性离焦的状态，从而抑制眼轴的增长。

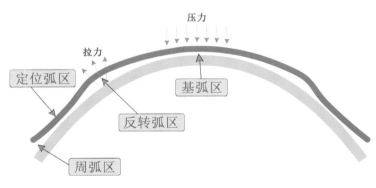

角膜塑形镜的设计

适应证和配戴者的基本条件 均为近视和规则散光患者，并符合以下基本情况：①近视度数可矫正范围为 –0.25 ~ –6.00D，以低于 –4.00D 为理想矫治范围。②角膜性散光 ≥ 1.50D 者，一般需要使用有散光设计的角膜塑形镜。③角膜曲率在 42 ~ 46D。角膜曲率过平或过陡需要由有经验的医师酌情考虑处方。④角膜形态从中央到周边逐渐平坦、且"e"值较大者配适效果更佳。⑤正常大小瞳孔。

患者能够理解角膜塑形镜的作用机制和实际效果，并有非常好的依从性，能依照医嘱按时复查并按时更换镜片。

适用于近视度数发展较快的儿童青少年，未成年者需要有家长监护，并确定具备配戴镜片应有的自理能力。

 角膜塑形镜非适应人群

- 有影响验配和使用的眼部或全身性疾患者。
- 无法理解角膜塑形镜矫治近视的局限性和可逆性的患者。
- 对使用效果期望值过高的患者。
- 不能耐受角膜塑形镜的患者。
- 依从性差，不能按时复查，不能按照医师的嘱咐认真护理、清洁镜片和更换镜片的患者。

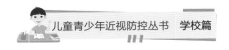

视觉训练

 适应证

视觉训练适应于伴有双眼视功能异常的近视儿童。

多数研究认为，调节滞后可能与近视的发生和进展有关。由于调节反应小于调节刺激，在看近的过程中，物像处于视网膜的后方，造成远视性离焦，从而导致眼轴增长。通过视觉训练，可以改善调节功能，减少调节滞后量，可能会延缓近视的发展。另外，伴有双眼视功能异常的近视儿童，往往会有以下现象：做事注意力不集中、写作业时坐不住、学习成绩欠佳、看书时会串行、抄黑板时会丢字、做精细动作时手眼协调差、一看书就犯困和易疲劳等。视觉训练可以改善儿童的双眼视功能，缓解视觉疲劳，提高孩子的学习能力。

视觉训练方法

1. 单眼及双眼调节功能训练　字母表、镜片排序、反转拍训练等。

2. 双眼集合和散开功能训练　聚散球、集合卡、可变矢量图、固定矢量图、裂隙尺、救生圈卡、偏心同心圆卡等。

训练视觉可采取医院和家庭训练相结合的方式。

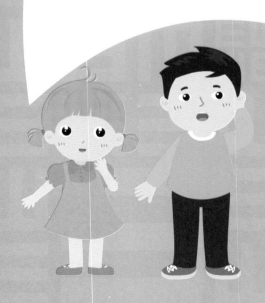

第四部分

儿童青少年视光常见病例
实例分析

儿童远视验光及处方

患儿 4 岁，女，因发现双眼交替向内偏斜 2 年就诊。患者一般情况良好，无药物过敏史，家族史无特殊。

临床检查

裸眼视力　OD：0.4；OS：0.3。

眼位（交替遮盖）　远近眼位 +15°。

小瞳孔下主觉验光　OD：+3.75DS=0.4；OS：+2.75DS/ −2.00DC × 5=0.3。

睫状肌麻痹验光（1% 硫酸阿托品眼膏）　OD： +5.75DS；OS：+6.75DS/−2.00DC × 5。

OD 代表右眼；OS 代表左眼；DS 代表球镜度数；DC 代表柱镜度数。

诊断

1. 屈光不正性弱视。

2. 屈光调节性内斜视。

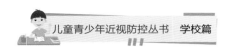分析

　　远视眼合并调节性内斜视，在进行屈光矫正时尽可能应用正镜，减少其内斜视量，屈光矫正时应以全矫处方为矫正原则。远视眼戴镜充分矫正远视，最大程度地放松调节及减少调节性集合。在检查时，必须在睫状肌充分麻痹下给予客观检影验光，充分暴露隐性远视部分。初次配镜处方给予全矫（睫状肌麻痹下检影验光结果），患者戴镜后 3～6 个月大多眼位可恢复正位。如果配戴全矫处方眼镜 3～6 个月后，内斜视的眼位无明显改善，则为非调节性内斜视，需要手术矫正眼位。最后该患者按睫状肌麻痹下检影验光结果给予全矫配镜处方，OD：+5.75DS，OS：+6.75DS/−2.00DC×5。三个月后戴镜眼位恢复正位，矫正视力也得到提高。

　　如果该患儿无内斜视，远视的首次配镜处方可以考虑在散瞳客观验光结果的基础上减去 1.00～1.50D。

儿童屈光参差处方分析

　　患儿 6 岁，女，因发现左眼视力差来就诊。

临床检查

裸眼视力　OD：0.4；OS：0.5。

远近眼位　正位

小瞳孔下主觉验光　OD：+2.00/−0.50×175=0.8；OS：+3.50/−1.00×180=0.3。

睫状肌麻痹验光（1%硫酸阿托品眼膏）　OD：+3.00/−0.75×175；OS：+6.50/−1.00×180。

诊断

1．左眼屈光参差性弱视。
2．双眼屈光参差。

分析

该患儿由于两眼的屈光参差较大，黄斑形成的物像大小及清晰度不等，屈光度较大的一眼存在形觉剥夺，导致屈光参差性弱视。弱视治疗首先要矫正屈光不正。验光配镜时，屈光参差儿童，睫状肌调节不稳定，需要在睫状肌麻痹下检影验光检查。可选用1%环戊通滴眼液或1%硫酸阿托品眼膏麻痹睫状肌。初次处方配镜时在散瞳状态下戴镜，根据年龄、眼位等情况在散瞳验光结果的基础上球镜减去+1.00～+1.50D，散光的量保持不变作为配镜处方，

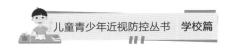

每 3 个月进行复查，决定是否对镜片处方作出调整。

　　屈光参差性弱视的治疗除屈光矫正外，优势眼的遮盖也是很重要的治疗方法。如果双眼矫正视力相差两行及以上，应进行优势眼的遮盖治疗弱视。

　　最后给予患者的治疗方案：①配镜处方为 OD：+2.00/−0.75×175 =1.0；OS：+5.50/−1.00×180=0.3。②遮盖右眼，每日 6 小时，患者经过配镜及遮盖治疗后，左眼矫正视力明显提高。

儿童散光验光及处方

　　患儿 5 岁，男，因幼儿园查体时发现双眼视力差来就诊。平时发现孩子在看电视时出现侧向视物。

临床检查

　　裸眼视力　OD：0.4；OS：0.3。

　　眼位　正位。

　　检影验光　OD：+2.00DS/−3.50DC×173；

　　　　　　　OS：+2.00DS/−3.50DC×8。

主觉验光 OD：+2.50DS/−3.00DC×170=0.5；

OS：+2.50DS/−3.50DC×2=0.5。

睫状肌麻痹下检影验光 OD：+4.75DS/−3.00DC×172；

OS：+4.75DS/−3.50DC×6。

初步诊断

1．双眼复性远视散光。
2．屈光不正性弱视。

分析

年龄较小的复性远视散光初诊患儿矫正时应尽量提供全矫的眼镜处方。由于儿童调节能力强，初次验光时需要在睫状肌麻痹的情况下进行，以获得一个相对准确的屈光状态。在给予配镜处方时，应在睫状肌麻痹状态下保留一定的调节。散瞳后戴镜可更好地适应眼镜处方。患者散光较高，框架镜矫正可能会出现视物变形或空间扭曲等症状，嘱其全天戴眼镜，这对于帮助适应很重要。

最后该患者按睫状肌麻痹验光结果给予配镜处方，OD：+3.75DS/−3.00DC×172；OS：+3.75DS/−3.50DC×6，散瞳状态下戴镜，并指导患者全天戴，3个月复查矫正视力及视功能情况。患者戴眼镜后无明显不适。

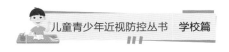

儿童青少年近视增长较快患者的处理

患儿 10 岁，男，四年级学生，因双眼视力下降 3 年来就诊。患儿自 3 年前开始出现视力下降，1 年前曾在眼镜店诊断为近视，行验光检查，配镜矫正（右眼：–1.75D；左眼：–2.00D）。戴镜后看黑板较清晰，近几个月来戴原来镜片开始模糊，遂来医院就诊。

临床检查

裸眼视力　OD：0.2；OS：0.25。

散瞳检影验光　OD：–3.00；OS：–3.00；

主觉验光　OD：–3.25=1.0；OS：–3.25=1.0。

眼位　远距：3BO；近距：2BI；AC/A=3。

调节功能　NRA：+2.50；PRA：–2.25；BCC：+0.50。

眼球生物学测量　眼轴长度 OD：25.69 毫米；

OS：25.92 毫米。

分析

该患者诊断为单纯性近视，近 3 年近视度数增长较快。患者近视发展较快与长时间近距离用眼以及近视发病年龄过早有关。患者 7 岁开始近视，而且平时喜欢读书、弹琴等近距离用眼的活动，较少出去进行户外活动，造成近视发展较快。角膜塑形镜是抑制眼轴增长、延缓近视发展的比较理想的方法。与家长沟通后，为该患者配戴了角膜塑形镜。配戴后半年，眼轴增长 0.01 毫米，白天摘镜后视力为 1.0。

儿童青少年近视患者初次配镜不适可能原因及如何进行视光学处理

患儿 10 岁，男，学生，双眼视力下降 3 年为主诉来就诊。曾在学校检查视力，从未在医院检查配镜。

临床检查

裸眼视力　OD：0.2；OS：0.25。

散瞳检影验光　OD：−3.00DS；OS：−3.00DS。

主觉验光　OD：−3.25D=1.0；OS：−3.25DS=1.0。

调节功能　NRA：+2.50；PRA：−0.50；BCC：+0.75。

分析

根据主觉验光结果给患者进行试镜架试戴，右眼

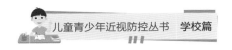

加 –3.25D，左眼加 –3.25D。患者戴上试镜架后看远感觉头晕，看近模糊，不能适应。

　　该患者诊断为近视，针对儿童近视配镜处方，建议足矫处方，因此给该患者的配镜处方为 –3.25D。双眼戴上 –3.25D 的眼镜看远头晕，主要因为患儿近视度数过高，之前无戴镜史，第一次戴较高近视度数眼镜视物感觉明显缩小，这些视觉的改变会导致患儿不能适应。患儿近视之后，视功能的状态也发生改变。近视者看近时，在未矫正的情况下，看近调节需求减少，动用的调节量少。长期处于这种状态下，调节功能开始下降。依据调节功能的检查结果，NRA：+2.50；PRA：–0.50；BCC：+0.75，提示该患者存在调节不足。戴镜后因看近调节需求增加，而本身调节功能不足，所以会出现看近不清楚。这也是患儿戴镜不适的一个原因。最后给予足矫戴镜＋调节训练的处理方案，鼓励患儿坚持戴镜。患儿进行调节训练后调节功能明显提高，戴镜不适症状 1 天消失。

眼球震颤患儿单眼视力明显比双眼视力差时，如何进行视力的检查

　　患儿 8 岁，男，自幼视力较差，因母亲发现双眼球颤

动来就诊。

临床检查

裸眼视力　OD：0.5；OS：0.5；OU：0.8。

眼位　正位。遮盖一眼时注视眼出现水平眼球震颤，去遮盖后双眼注视时无明显眼球震颤。

代偿头位　无。

散瞳检影验光　OD：+0.75DS；OS：+0.75DS。

双眼视力要明显好于单眼检查的视力。

分析

此患者诊断为隐性眼球震颤。隐性眼球震颤为一种水平性冲动型眼球震颤。其临床特点为遮盖一眼时出现双眼眼球震颤，而双眼注视时无眼球震颤。进行单眼视力检查时，遮盖一眼容易诱发注视眼明显的眼球震颤，检测的单眼视力往往较差。而双眼注视时，眼球震颤影响较小，双眼视力检查时所查双眼视力较好。最后给予患儿一眼前放置 +5D 球镜片，在不诱发眼球震颤的情况下，使其看视力表时视标模糊，检测对侧眼视力情况。测得裸眼视力为 OD：0.8；OS：0.8。

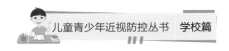

电脑验光结果波动大，应如何进行处理（异常参数解读）

患儿 5 岁，因发现视力差就诊。

临床检查

裸眼视力　　OU：0.2。

右眼电脑验光检查结果　　自动测量三次结果分别为 +5.00DS/−0.50DC×180、+4.25DS、+5.50DS/−0.25DC×170，电脑验光测量出的三次结果差异较大。

眼位及眼前后节检查无明显异常。

分析

考虑三次验光结果差异较大是因为患儿在检查过程中没有充分放松调节或调节不稳定。虽然电脑验光附加了自动雾视调节放松的装置，但是电脑验光的准确度受调节的影响。该患儿自身调节能力强，屈光状态为远视，小瞳孔下调节易出现不稳定的状态，通过电脑验光的雾视装置难以使调节放松。患者散瞳后行电脑验光检查，自动测量三次结果是一致的，均为 +6.50DS。

55检